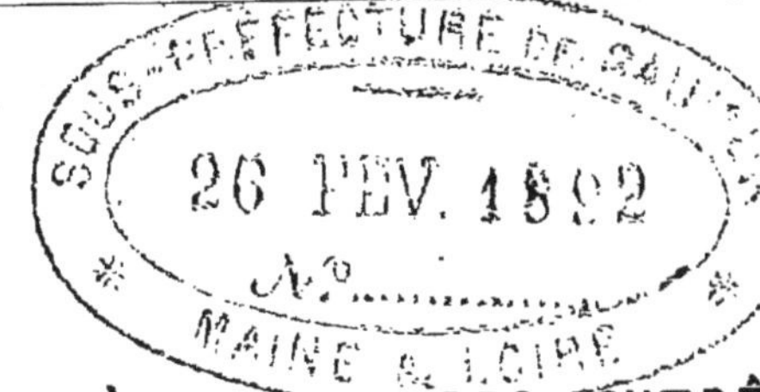

DE L'HYGIÈNE DES AGES EXTRÊMES

ET DE LA

NÉCESSITÉ DES SERVICES D'ENFANTS DANS LES HOPITAUX

CONFÉRENCE

AUX

FEMMES DE FRANCE

PAR

Le Dr F. BONTEMPS

Médecin de l'Hospice Général
Membre de la Société de Médecine Publique
et d'Hygiène professionnelle de Paris
Professeur d'Hygiène au Collège
et à l'École Industrielle
Médecin-Inspecteur des Écoles
Membre du Conseil d'Hygiène
Médecin-Major territorial
Officier d'Académie

SAUMUR

IMPRIMERIE MODERNE, L. PICARD
35, Rue Dacier, 35

1892

DE L'HYGIÈNE DES AGES EXTRÊMES

ET DE LA

NÉCESSITÉ DES SERVICES D'ENFANTS

DANS LES HOPITAUX

CONFÉRENCE

AUX

FEMMES DE FRANCE

PAR

Le Dr F. BONTEMPS

Médecin de l'Hospice Général
Membre de la Société de Médecine Publique
et d'Hygiène professionnelle de Paris
Professeur d'Hygiène au Collège
et à l'École Industrielle
Médecin-Inspecteur des Écoles
Membre du Conseil d'Hygiène
Médecin-Major territorial
Officier d'Académie

SAUMUR

IMPRIMERIE MODERNE, L. PICARD
35, Rue Dacier, 35

1892

Mesdames,

Le titre de cette Conférence vous rappelle qu'en dehors de l'éventualité de guerre qui vous trouvera toutes dévouées à l'homme adulte, vous devez aussi songer aux souffrances des deux âges extrêmes de la vie : l'enfance et la vieillesse.

Les épidémies frappent surtout ces deux âges, l'homme fait y résiste mieux. Et, puisque votre rôle de dévouement et de charité s'étend en pleine paix aux calamités de toutes sortes, surtout à la maladie, j'ai pensé qu'il était bon qu'on vous entretînt des traits communs à ces deux âges dans l'évolution des nombreuses affections et des particularités qui différencient le vieillard de l'enfant dans la maladie.

D'autre part, en lisant le bulletin de l'*Union des Femmes de France*, vous aurez pu voir que plusieurs conférenciers ont pris soin de vous initier au fonctionnement des services d'hôpitaux.

Je ferai comme eux, et chemin faisant je toucherai à certaines questions hospitalières que mon sujet comporte.

Je m'occuperai d'abord des vieillards.

L'homme dont la vie se prolonge au-delà de la moyenne n'est le plus souvent qu'un malade, et la verte vieillesse qu'un vain mot.

Lorsqu'on est doué d'une constitution robuste, grâce à laquelle on a été préservé des misères héréditaires ou acquises, ce n'est jamais qu'au prix d'une hygiène sévère, dans une existence calme que l'on peut espérer atteindre, sans trop d'infirmités, à cette limite extrême qui a fait de Chevreul, notre compatriote, une rare exception. — Les statistiques ont, du reste, prouvé que les femmes composent les deux tiers des centenaires. — Cela n'a rien qui nous doive étonner, si, comme on le prétend, la bonté est une raison de longévité.

L'étude des maladies des vieillards est certainement un sujet des plus intéressants. Charcot, notre maître, en a fait l'objet de travaux remarquables qui sont le point de départ de sa gloire. Malheureusement, le cadre que je me suis tracé ne me permet pas de m'étendre autant que le sujet le mérite, je dois me borner aux grandes lignes.

L'épidémie d'Influenza qui reste toujours d'actualité et fait tant de victimes parmi les personnes âgées m'est un point tout indiqué pour vous parler des soins dont il faut les entourer.

Cette affection épidémique n'offre pas toujours la brusquerie d'invasion et de symptômes qu'on rencontre chez l'adulte. Rappelez-vous, Mesdames, que, chez les vieillards, l'incertitude est un caractère particulier aux débuts des affections même les plus brutales.

La pneumonie, par exemple, cette fluxion de poitrine aux allures tapageuses chez l'adulte, n'a, la plupart du temps, que des symptômes voilés et doit être soigneusement recherchée.

La fièvre seule attire l'attention, le point de côté est à peine accusé, les crachats, ordinairement sanglants chez l'adulte, manquent fort souvent.

L'auscultation seule révèle la maladie.

Eh bien ! la grippe, l'une des rares maladies épidémiques auxquelles soient sujets les vieillards, alors qu'ils se seront bien tirés d'autres affections microbiennes, la grippe a cette allure insidieuse que je vous signale.

L'affection se localise sur le point faible du malade (et tous les vieillards sont affaiblis en un point de leur organisme). Les symptômes peu accusés du début vont éclater sur ce point et la complication survenue dominera toute la scène. Si bien que tel ou tel vieillard sera mort d'influenza qui, en réalité, aura succombé aux progrès subits d'une maladie du cœur ou du poumon, jusque là silencieuse.

Enfin, Mesdames, ayez toujours présente à l'esprit la facilité grande avec laquelle les vieillards se congestionnent. Congestions générale ou partielles, c'est elles qui donnent le coup de fouet aux affections latentes.

Le froid, la fatigue, les microbes n'agissent pas autrement, aidés par l'affaiblissement des systèmes nerveux et circulatoire dans la vieillesse.

La connaissance bien nette de ces

deux points : extrême gravité possible des symptômes les plus bénins en apparence, et tendance aux congestions multiples, vous dictera tout votre rôle.

Surveiller attentivement tout malaise subit, entourer les malades de soins hygiéniques : repos à la chambre dans une tiède atmosphère, aération fréquenté par les pièces voisines pour éviter les coups de froid, nourriture légère et choisie, extrême propreté du malade, changements fréquents d'attitude dans le lit afin d'éviter la congestion des voies respiratoires, règularité des digestions.....

Vivre le mieux et le plus longtemps possible, tel est le vœu de chacun, le but de l'hygiène et de toutes les sciences qui s'occupent de l'homme. Mais, quel est le terme de la vie humaine, et peut on indiquer à la vieillesse ce remède cherché de tout temps qui donnerait un siècle comme vie normale ?

Disons avec le poëte :

Voici trois médecins qui ne se trompent pas.
Gaité, doux exercice et modeste repas.

A l'hospice de Saumur, le service des vieillards, dont je suis le médecin, est des mieux organisés. Je vous engage, Mesdames, à le visiter.

Ces bons vieux ne s'en plaindront pas, surtout si vous vous munissez de quelques douceurs à leur intention. Les âges extrêmes en sont très friands.

S'il n'y a que du bien à dire du service des vieillards, il n'en est pas de même du service des enfants.

Lorsque j'eus résolu d'entrer à l'hôpital, M. le Dr Peton prit la peine de m'apprendre que j'aurais le service des enfants; il ajouta que mes goûts, mes études, ma thèse m'y désignaient tout particulièrement.

Quelle fut ma stupéfation de trouver à mon arrivée dans un hospice de cette importance, soixante-dix enfants internés au milieu de l'hôpital, par conséquent en plein foyer contagieux, *sans infirmerie*, sans le moindre local qui put isoler de ses petits camarades l'enfant qui se trouverait souffrant !

Non seulement ces malheureux n'ont pas le moindre réduit où l'on puisse les empêcher de se contaminer eux mêmes;

mais, ceux du dehors qui arrivent malades, sont jetés dans le premier lit vacant des salles d'adultes, aux côtés de fiévreux, de phtisiques, de malades de toutes sortes qui auront nécessairement sur ces organismes frêles, délicats et déjà atteints une dangereuse influence !

Je manifestai mon étonnement.

Cette adjonction des enfants assistés à l'hospice général n'a pas toujours éxisté. Qui ne se souvient encore des enfants de la Providence ?

Il ne faut donc pas dire que l'on est mal fondé à critiquer une organisation aussi déplorable parcequ'il en aurait toujours été ainsi.

Les précautions les plus élementaires voulaient qu'en introduisant les enfants assistés au milieu d'un foyer de maladies tel qu'un hôpital, on créât une infirmerie.

A mes réclamations on répondit par l'ordre d'envoyer quand même les enfants dont je constaterais l'état de souffrance dans les services d'adultes, ainsi que cela se pratique pour les petits malades du dehors.

En présence d'un état de choses aussi

regrettable, j'écrivis à la commission pour réclamer le service dont j'avais été nommé titulaire et que l'on m'avait offert avant mon entrée à l'hospice.

A de nouvelles protestations on répondit par des fins de non-recevoir. Il me fallut envoyer moi même de jeunes enfants à cette honteuse promiscuité et les exposer à toutes les impudeurs physiques sinon morales.

Promiscuité que l'on évite soigneusement dans le milieu familial, que l'on déplore dans le ménage pauvre et qu'on trouve étalé sans scrupules dans l'hospice de Saumur, au moment où toutes les sociétés comprennent que le devoir présent consiste à nous employer au bien commun et à améliorer la condition morale !

Et de plus, voilà de jeunes enfants assistés, — victimes de la misère ou du vice, peu importe, — que l'on entasse au sein d'un hôpital et que, par un mépris de toute humanité, on destine encore à être victimes de la maladie. En effet, qu'une affection grave, contagieuse, épidémique éclate soudain parmi les enfants de l'hospice, le dortoir commun se contaminera sur le champ.

Si, d'autre part, c'est d'une affection légère qu'il s'agit, la nécessité où je suis d'éloigner le petit malade me force à l'exposer à toute affection grave qui régnera dans les salles d'adultes.

Ces craintes n'ont malheureusement été que trop fondées.

Une épidémie de rougeole éclata. Un samedi, après ma visite, on ramenait de l'école un enfant de l'hospice devenu tout-à-coup souffrant — Le lundi matin je constatai une rougeole.

Vous entrevoyez déjà, Mesdames, ce qui va se produire. — *La rougeole étant contagieuse dès la période d'invasion*, l'enfant avait déjà contaminé, le jour même de son retour de l'école, ses voisins de lit dans le dortoir commun.

Supposez un service spécial, supposez une infirmerie, la sœur chargée du service n'eut pas couché l'enfant souffrant au milieu de ses petits camarades bien portants et le mal eut pu être conjuré. Tandis que l'épidémie s'étendit en quelques heures, gagnant de proche en proche, alors que l'isolement était devenu impraticable.

J'aurais voulu taire, Mesdames, ce qu'a pu causer dans une seule épidémie l'incurie que je déplore. *Trois enfants moururent.*

Devant un fait d'une pareille gravité, il fallut bien que la commission administrative se décidât à m'entendre : et alors, les raisons que j'eus à donner furent bonnes, si bonnes que la commission ne put se refuser à décider ce service à l'unanimité.

M. Combier, maire de Saumur, qui comprenait l'urgence de ce service et tenait à sa création, présidait la réunion ; il combattit et fit taire par son attitude énergique les objections préparées. Une seule protestation osa s'élever, basée non sur des arguments médicaux, *mais bien sur des difficultés budgétaires !* Ce fut celle du médecin en chef.....

Néanmoins, le Règlement déposé aux archives de l'hôpital fut biffé en ce qui concerne les enfants et remplacé par l'article suivant :

« **A partir du 1er janvier 1891, les enfants de un jour**

à douze ans seront traités dans des salles qui leur seront spécialement affectées. »

Au 1er janvier 1892, il n'y avait rien de changé !

. . . .

. . . .

A côté d'un exemple pris parmi les enfants assistés, en voici un autre, prouvant, en dehors de l'immoralité, le danger matériel des salles d'adultes.

Depuis le commencement du mois, une épidémie d'influenza s'est déclarée parmi les enfants assistés. Les petits malades ont dû entrer dans le service de M. le Dr Coutand.

Là, indépendamment des affections contagieuses qui peuvent se rencontrer journellement dans ces salles, je sais malheureusement qu'ils vont en trouver une, principale cause de la dépopulation actuelle, j'ai nommé la *tuberculose* ou phtisie pulmonaire.

Or, « *la tuberculose pulmonaire qui est* « *de beaucoup la forme la plus fréquente* « *de l'infection tuberculeuse, est due pres-* « *que sans exception à l'inspiration de*

« *poussières chargées de bacilles ou de* « *spores tuberculeux : elle est au premier* « *chef une maladie par inhalation.*

« *La grande source de ces microbes est* « *constituée par les crachats de malades* « *atteints de phtisie pulmonaire. La conta-* « *mination par cette voie est un fait de* « *tous les jours, de tous les instants.* » (1)

En ce qui concerne particulièrement l'enfance, le Dr Landouzy soutient depuis plusieurs années (2) que » *c'est à tort que la tuberculose est réputée rare chez les enfants du premier âge.* »

Sans nier la contagion héréditaire, il croit qu'elle n'est « *pas comparable comme fréquence avec la contagion acquise.* »

Pour lui, « *cette mortalité tuberculeuse du premier âge est en grande partie justiciable de mesures prophylactiques.* » (3)

« *Nous croyons, nous aussi,* dit le Dr Vallin (4), *que l'enfant a de bien fréquentes occasions, dans les premières années, de contracter la phtisie pulmonaire par la*

---

(1) Dr Richard. — Transmission de la tuberculose. 1886.

(2) Société méd. des hôpitaux. — Avril 1886.

(3) Revue de médecine 1887-1888.

(4) Revue d'hygiène 1888.

promiscuité avec l'entourage, les parents, les frères et sœurs tuberculeux. »

Voilà pour la famille.

Mais, c'est pour les hôpitaux que la question est la plus grave et la plus importante. « *Je ne connais,* dit le Dr Richard, *qu'un seul moyen d'empêcher un malade atteint de grippe, de rougeole, de prendre la tuberculose, c'est de le placer dans un milieu où il n'y a pas de tuberculeux.* »

Le Dr Leudet, dans une étude ayant pour titre : « *Le Séjour à l'hôpital et la Tuberculose* », énonce entre autres conclusions : « *L'aptitude à cette maladie n'est pas égale chez tous les malades qui séjournent dans ce milieu contaminé. Les malades atteints de rougeole et de grippe sont surtout contagionnés.* »

Et, chaque jour, confirmant ce jugement de nos maîtres, la recrudescence et la gravité des épidémies de grippe et de rougeole ont fait la preuve que, fatalement, le voisinage des tuberculeux pour des enfants atteints de l'une ou l'autre de ces maladies, amenait la contagion de la phtisie.

Je me demande, devant cette contagion indéniable, s'il est permis à un médecin d'assumer de sang-froid une pareille responsabilité, quand elle n'a pas même pour excuse les besoins budgétaires. Qui ne comprend, en effet, que cet argument d'économies à faire est illusoire ? Car, l'avenir ramènera fatalement aux salles d'adultes, les petits devenus grands et cette fois, pour, après un long séjour, y mourir de la phtisie qu'ils y auront contractée.

Il y a vingt ans, en France, tout l'effort des hygiénistes portait sur l'isolement en matière de prophylaxie internationale. Aujourd'hui, M. le Dr Sevestre vient de porter la question sur le terrain de l'hygiène hospitalière et des maladies contagieuses. C'est une autre forme du même progrès et pour notre part, nous nous en réjouissons. Car, « *depuis un certain nombre d'années, on s'est justement élevé contre le danger et l'effroyable mortalité résultant de la promiscuité dans les salles communes, particulièrement en ce qui concerne les enfants.* (1)

(1) Dr E. Vallin. — Isolement et désinfection dans les hôpitaux d'enfants, 1889.

Écoutez encore la communication si saisissante de M. le Dr Letulle à la Société de Médecine publique. Elle vaut qu'on la cite presqu'en entier tant les analogies de la situation la rendent d'actualité :

« *Bien que j'appartienne à un hôpital d'adultes, si je prends la parole, c'est qu'à l'hôpital Saint-Antoine existe un service ouvert aux enfants en même temps qu'aux adultes.....*

« *Je n'ai point à rappeler pour le moment tout ce qu'a de défectueux au point de vue de l'hygiène cette conglomération d'enfants et d'adultes dans un même service hospitalier. Cette question est définitivement jugée d'une manière irrévocable.....*

« *On reçoit dans ce service unique les érysipèles, les scarlatines, les rougeoles, sans distinction d'âge, que les hôpitaux de Paris, la Préfecture de Police, les familles lui adressent ; en agissant ainsi, l'administration agglomère ces malades sous un seul toit et les met dans de mauvaises conditions de traitement... Je passe sur les dangers de l'encombrement dans ces salles ; mentionner une pareille organisation, c'est la condamner.*

« *L'administration déplore cet état de choses qu'elle reconnaît* DÉFECTUEUX ; *nous le jugeons* NUISIBLE !....

« *Il faut s'étonner que la mortalité de cette population hospitalière ne soit pas encore plus élevée, regretter cette lamentable et trop prolongée expérience et* Y METTRE FIN AU PLUS VITE. »

« *Je conclus en demandant avec tous les hygiénistes que l'administration mette un terme à cette situation.* »

M. le Dr Peyron, Directeur de l'Assistance publique, répondit : « *Au nom de mon administration, je remercie M. Letulle d'avoir porté ces faits douloureux à la connaissance de la Société, car nous ne saurons jamais trop désirer qu'ils reçoivent* LA PLUS GRANDE PUBLICITÉ POSSIBLE, *afin de les faire cesser.* »

La Société médicale des hôpitaux émit le vœu que la somme de 200,000 fr. destinée par le Conseil de surveillance à l'amélioration du mobilier des services hospitaliers fût intégralement attribuée aux hôpitaux d'enfants.

(Qu'eut pensé cette société médicale des demandes de télescopes, microscopes, bascules, balances et autres accessoires, produites ici uniquement pour entraver un service qui doit se qualifier d'utilité publique ?)

C'est pénétré de cette même impression douloureuse que je me félicitais de voir la Commission rendue enfin au sentiment de sa responsabilité.

Vous devez croire, Mesdames, que cette décision prise le 11 novembre 1890, par toute la Commission et sur l'insistance et la recommandation expresse du Maire de Saumur, aura été réalisée ?

Détrompez-vous !

On a donné un semblant d'exécution aux promesses faites. On a cherché un local. Il n'y en avait qu'un de vraiment convenable, vous l'occupiez, on vous l'a laissé — j'ai dû me contenter d'un autre. — On l'agença. Tout était prêt. Quatre mille francs perçus sur les bénéfices de l'Exposition allaient enfin permettre — ainsi qu'on vint me l'annoncer — la mise en activité de ce service ! J'allais donc voir tous mes efforts récompensés et mes petits malades chez eux !

Vain espoir !

Cette somme de quatre mille francs,

aubaine extra-budgétaire, ne sera pas pour eux, elle ira boucher un trou quelconque du budget, et mon service d'enfants sera renvoyé... aux calendes !

Qui ne comprend que le budget était destiné à se passer de cette somme perçue en dehors de toute prévision, et quelle plus criante injustice pouvait se commettre que son emploi à tout autre usage qu'à l'achèvement de cette œuvre essentielle, *votée en 1890 et complètement installée ?*

L'Econome me donna aussi à entendre *qu'autrefois* les dons affluaient à l'hôpital...

Je n'ai pas à m'occuper ici des causes qui ont fait se fermer le cœur et la bourse des personnes charitables, mais, je puis dire, Mesdames, qu'il vous appartient de relever le gant. Il peut y avoir à Saumur d'autres améliorations à apporter, on a pu en proposer : mais, j'affirme, appuyé sur l'autorité incontestable de nos maîtres, qu'il n'y en a pas une autre dont l'urgence puisse lui être comparée, et il n'est personne qui ne doive regretter que cette revendication ait autant tardé à se produire.

Quel courage ne m'a-t-il pas fallu pour faire taire mes justes susceptibilités et mettre encore une fois la Commission en demeure d'expliquer son mauvais vouloir !

Je tenais de M. le Maire, qu'aucune raison valable ne pouvait être donnée à cet ajournement indéfini. Je suis, avec lui, malheureusement convaincu que le vrai motif de ce refus reste dans l'ombre.

Voici ce que j'écrivis le 14 janvier 1892, aux membres de la Commission administrative :

« Monsieur le Président,
« Messieurs,

« Quoique je n'aie rien à vous apprendre concernant la création du service des Enfants à l'Hôpital, je tiens à ce que cette lettre — la dernière, je l'espère, et que j'écris pour obéir à ma conscience — énumère aussi brièvement que possible tous les faits ayant trait à cette question.

« En 1889, le dimanche 17 novembre, « M. le Dr Peton m'annonçait que j'en-

« trerais à l'hôpital comme médecin des « enfants. Quel ne fut pas mon étonnement, de ne trouver, à mon arrivée, « aucun service organisé. Tous les pour- « parlers que j'eus alors lieu d'engager « pour remédier à ce déplorable état de « choses, restèrent sans résultat.

« En 1890, une épidémie de rougeole « éclate à la Crèche. Cette circonstance « m'oblige à réclamer de nouveau la « création du service promis (28 août).

« Le 2 septembre, la Commission « administrative, *reconnaissant la nécessité d'une centralisation des services « d'enfants et les inconvénients qui résultent de l'admission des enfants malades « dans les salles d'adultes,* » m'invitait « à venir, le 5 septembre suivant, « *étudier le projet soumis* ».

« La Commission reconnut de nouveau « comme absolument inéluctable cette « opinion des maîtres de l'hygiène hospi- « talière (Trélat, Brouardel, A.-J. Martin, « Laborde, Dumesnil, Drouineau, etc. « Séances de la Société de Médecine « publique, 1883), à savoir. « *Les services « d'enfants doivent être organisés spécialement et comporter tous les aménagements*

« *utiles, depuis la première enfance jusqu'à*
« *l'adolescence. Rien n'est fréquent comme*
« *les admissions d'enfants dans les hôpitaux*
« *et rien n'est malheureusement plus dé-*
« *plorable que leur promiscuité avec les*
« *adultes.* » Aucune suite n'étant donnée
« à ma demande, l'épidémie s'étend.
« Faute d'isolement possible, deux en-
« fants succombent.

« Le 7 novembre, je reviens à la charge
« et dévoile à la Commission la gravité
« de la situation. Je terminais par ces
« mots : « Nous devons tout tenter pour
« faire cesser cette promiscuité des âges
« que nous regrettons tous, tout oser
« pour remédier à ces défauts criants de
« l'organisation actuelle, tout faire pour
« que ce ne soit pas la mort qui favorise
« le grand mouvement de la population
« de notre hôpital ! »

« Le 8 novembre 1890, j'étais invité à
« assister à la réunion de la Commis-
« sion. Le 11 novembre, à l'unanimité,
« la création immédiate d'un service
« d'enfants malades à l'hôpital de Sau-
« mur fut décidée. — Les circonstances
« veulent que je rappelle ici qu'une seule
« voix *s'éleva contre l'utilité de ce service.*

« J'ai le regret de dire que ce fut celle « d'un médecin !

« Un local fut choisi. — Non celui oc- « cupé pour quelques séances annuelles « par l'*Union des Femmes de France*, « vaste, sain, aéré, commode et qu'on « s'accordait à trouver préférable à tous « les points de vue. — Mais, un autre « dont je dus me contenter. On le blan- « chit, on le répara, on le mit en état, et « je fus invité à désigner les quelques « lits nécessaires.

« Il fallut six mois pour obtenir six « lits ! Il est besoin de matelas pour cou- « cher les enfants, la laine manqua.

« Puis, ce fut l'infirmière... qu'on ne « trouva point. On exigeait pour ce ser- « vice une infirmière laïque. Est - ce « parce qu'elles sont introuvables ? Ce « ne peut-être parce qu'elles coûtent « plus cher ?

« 1892 approchait.

« Le 12 décembre 1891, M. l'Econome « vint m'annoncer, de la part de la Com- « mission, que le 1er janvier le service « d'enfants fonctionnerait grâce à des « ressources imprévues que vous étiez « heureux, Messieurs, de lui consacrer.

« Il me pria de l'accompagner afin de « jeter un dernier coup d'œil sur l'amé- « nagement.

« Que s'est-il passé ?... Votre délégué « m'avise, le 9 janvier, que le service « d'enfants est indéfinitivement ajourné. « J'aurais aimé, Messieurs, que vous me « fissiez l'honneur de me donner vous- « mêmes les raisons qui vous ont fait « manquer à vos engagements.

« Dois-je croire, ainsi que l'affirme « M. l'Econome, qu'il ne faut voir là- « dessous aucun mauvais vouloir et que « ce refus tient uniquement aux quel- « ques centaines de francs nécessaires « à la mise en activité d'un service tout « prêt à fonctionner ?... Que seraient « alors devenues ces ressources impré- « vues et qui trouvaient si bien là leur « emploi que vous n'aviez pas hésité à les « y consacrer ? Ce que je veux croire, « Messieurs, c'est que vous devez souf- « frir de ne pouvoir créer cette bonne « œuvre faute de... *quelques cent francs.*

« Je ne fais pas fi, je vous assure, d'un « salaire très souvent péniblement ac- « quis. Cependant, si telle est la vérité, « j'abandonne sans hésiter mon traite-

« ment de médecin de l'hospice, afin que « vous le consacriez à ce service d'en-« fants, œuvre éminemment humani-« taire et qui en 1890 a reçu votre appro-« bation unanime.

« Et si, — vous forçant à vous déjuger « et laissant, d'un cœur léger, les en-« fants pauvres désarmés contre la pre-« mière épidémie qui peut les surpren-« dre — des demandes se sont jetées à « la traverse, sans souci, cette fois, des « déficits budgétaires, juste à point pour « reculer indéfiniment la réalisation de « vos décisions prises... Eh bien ! que « leurs auteurs fassent comme moi !

« Je compte, Messieurs, que force res-« tera au droit qu'ont les petits malades « pauvres à ce service spécial que vous « avez bien voulu fonder dans l'Hospice « général de Saumur.

« J'espère que ma proposition sera fa-« vorablement accueillie, et j'en attends « impatiemment la preuve écrite.

« Agréez, etc... »

On ne m'a pas répondu...

Mais, comme le dit le docteur Vallin : « *La vérité est que toute administration publique est ombrageuse et susceptible ; on l'offense quand on y touche. — Noli me tangere ! — les médecins connaissent cela...* »

Voici ce qu'en 1890 écrit le Dr Napias, au sujet de l'assistance publique dans le département de... Sambre-et-Loire : « *Le Conseil d'administration des hospices était composé de braves gens arrivés au terme de leur carrière, étrangers aux progrès réalisés depuis vingt ans, en hygiène hospitalière et en assistance, s'endormant dans cette pensée qu'ils avaient bien rempli leur tâche en se montrant économes des deniers de l'assistance. — Le préfet entreprend de transformer tout cela sans froisser les susceptibilités personnelles, sans violenter les préjugés et réveiller les passions politiques. Au bout de plusieurs mois, à force d'habileté et de persévérance, le Conseil d'administration des hospices de Saint-Harmony, chef-lieu du département de Sambre-et-Loire, guéri de beaucoup de préjugés et d'ignorance, devient convaincu avec Voltaire que l'homme n'est pas si méchant qu'on le dit, que cet animal est bon et qu'il n'est méchant que lorsqu'on l'effarouche, ainsi que les autres animaux.* »

Mais, ceci se passait à Saint-Harmony, et ce n'est pas notre cas.

Les dépenses hospitalières augmentent partout et augmenteront toujours.

Je suis de l'avis du Maire de Saumur : « Il faudra bien que toujours une ville satisfasse aux besoins hospitaliers ».

Aujourd'hui, Mesdames, les hopitaux « *représentent des institutions qui doivent attirer au plus haut degré l'attention de ceux qui veillent sur la santé publique, car le nombre des personnes de toutes conditions qui vont se faire soigner à l'hopital, augmente tous les jours et, d'autre part, des établissements hospitaliers convenablement organisés constituent la barrière la plus efficace qu'on puisse opposer à l'extension des maladies épidémiques.*

Mais, pour que l'organisation d'un hospice réponde à toutes les exigences de l'hygiène moderne, il est nécessaire de la confier exclusivement à des médecins, médecins chargés de la direction technique — hygiénique et ayant pour attributions notamment :

« *D'être les seuls représentants autorisés*

pour toutes choses concernant le traitement des malades.

« *De disposer, en toute liberté, de tous les locaux destinés aux services hospitaliers, pour pouvoir en tout temps classer les malades suivant les besoins du moment.* » (1)

Qu'aurait dit le Dr Schwartz, s'il avait pu prévoir que la seule voix opposée à la création du service d'enfants à l'hôpital de Saumur fut celle du médecin en chef ?

Je crains bien, Mesdames, — tout en accomplissant le plus sacré de tous les devoirs d'un médecin, la protection de l'enfance, — d'avoir dépassé les limites d'une conférence. Aussi, je me vois contraint de remettre à une autre fois ce qui me reste à dire concernant l'hygiène des enfants,

Dans l'ensemble des faits exposés, vous avez compris, votre cœur vous a révélé ce qui vous reste à faire.

Vous êtes, Mesdames, les locataires de l'hospice, vous êtes surtout *les Femmes de France* qui avez contracté une dette que votre charité ne peut que grossir.

---

(1) Schwartz. — Congrès de Berlin. Section d'hygiène. 1886.

C'est pourquoi vous voudrez, en échange de vos salles, doter les enfants déshérités d'une petite salle d'isolement.

On ne pourra plus dire qu'aujourd'hui ne vaut pas autrefois. Au reste, le moment est partout venu du réveil de la conscience.

Vous allez créer une œuvre que le temps ne saurait détruire, qui portera votre nom inscrit en lettres d'or aux générations futures. Et qui sait si, dans votre rôle d'hospitalières, vous ne serez pas appelées à sauver une seconde fois ceux que votre dévouement charitable aura déjà, dans notre hospice, soustraits à la mort.

Rien, j'en suis sûr, ne va vous coûter pour mener cette belle œuvre à bonne fin, et rien, je l'espère, Mesdames, ne prévaudra contre elle.

Je suis fier, je l'avoue, d'être le promoteur de cette idée ; car, où je n'ai rien pu par moi-même, je sais que, si vous le voulez bien, vous réussirez ; et puis, n'oubliez pas que la bonté prolonge la vie.

A l'œuvre donc, et veuillez accepter les 400 fr., montant de mes honoraires à l'hospice, à titre de premier inscrit sur votre liste de souscription.

Dr BONTEMPS.

23 février 1892.

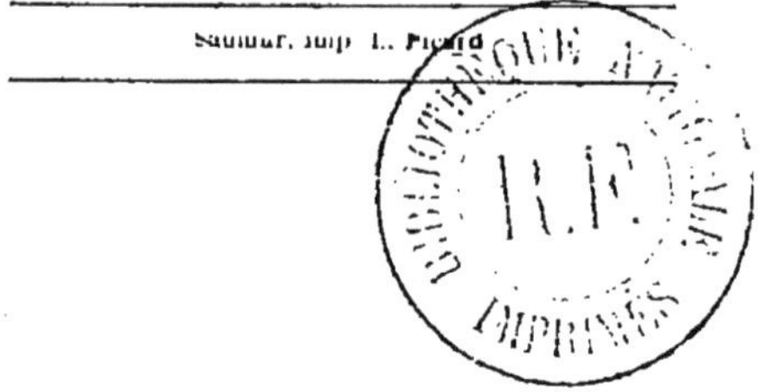

Saumur, imp. L. Picard

TRAVAUX DU MÊME AUTEUR

De la mort subite chez les jeunes enfants. — (Un volume in-8°. Paris, Delahaye et Lecrosnier, éditeurs, 1882).

Ruptures spontanées du cordon. — (*Bulletin de la Société de Médecine légale*. Paris, 1887). — (*Bulletin de la Société de Médecine*. Angers, 1887).

Zona d'origine traumatique. — (*Bulletin de la Société de Médecine*. Angers 1887.)

Blessure de tête. — Observation. — (*Bulletin de la Société de Médecine*. Angers, 1887).

Exostoses multiples. — (*Bulletin de la Société de Médecine*. Angers, 1887).

Métastase menstruelle et **Paralysie faciale d'origine nerveuse.** — (*Bulletin de la Société de Médecine*. Angers, 1888).

Contribution à l'étude des Albumineries de grossesse. — (*Bulletin de la Société de Médecine*. Angers, 1889).

Hydrocèle cloisonnée. — (*Bulletin de la Société de Médecine*. Angers, 1889).

Coup de Foudre. — Observation. — (*Bulletin de la Société de Médecine*. Angers, 1890).

Urémie diphtéritique. — (*Bulletin de la Société de Médecine*. Angers, 1890).

A propos de Syphilis. — (*Bulletin de la Société de Médecine*. Angers, 1890).

Saumur, ses ressources hygiéniques et sanitaires. — Saumur, 1890.

Conférences à l'Union des Femmes de France. — Saumur, 1890.

Une Gloire Saumuroise dans l'Armée. Le Général Bontemps. — Saumur, 1890.

Saumur, imp. L. [illegible]

www.ingramcontent.com/pod-product-compliance
Ingram Content Group UK Ltd.
Pitfield, Milton Keynes, MK11 3LW, UK
UKHW021207230726
13926UKWH00001B/358

9 782014 110654